An unsere Inhalte haben wir sehr hohe Ansprüche. Trotz aller Sorgfalt kann es jedoch passieren, dass sich ein Fehler einschleicht oder fachlich-inhaltliche Aktualisierungen notwendig geworden sind. Sobald ein relevanter Fehler entdeckt wird, stellen wir eine Korrektur zur Verfügung. Mit diesem QR-Code gelingt der schnelle Zugriff.

https://else4.de/978-3-437-48204-5

Wir sind dankbar für jeden Hinweis, der uns hilft, dieses Werk zu verbessern. Bitte richten Sie Ihre Anregungen, Lob und Kritik an folgende E-Mail-Adresse: kundendienst@elsevier.com

Fehler gefunden?

Stichwortverzeichnis

Stichwortverzeichnis

Handelsname: Aspirin® | ASS
Substanzklasse: Thrombozytenaggregationshemmer, nicht steroidales Antirheumatikum (NSAR)
→ Tab. 1.1

Tab. 1.1 Acetylsalicylsäure

Indikation	Akutes Koronarsyndrom (ACS)
Dosierung Erwachsene	250 mg i. v. *(max. 500 mg)*
Kontraindikation	• Erhöhte Blutungsneigung • Akute gastrointestinale Ulzera • Leber- und Nierenversagen • Schwangerschaft: 3. Trimenon • Überempfindlichkeit, allergisches Asthma
CAVE	Gefahr von lebensbedrohlichen Blutungen in Kombination mit anderen Antikoagulanzien/Thrombozytenaggregationshemmern
Wirkeintritt **Wirkdauer**	2–3 min Thrombozytenaggregationshemmung irreversibel für 7 Tage

1.1 Wirkung

Acetylsalicylsäure sorgt für eine **irreversible Hemmung der Cyclooxygenase** und entfaltet damit eine **analgetische, antiinflammatorische und antipyretische Wirkung.**
Sie **hemmt die Thrombozytenaggregation** irreversibel für 7 Tage, indem sie die Synthese von Thromboxan A_2 in den Thrombozyten blockiert.

1.2 Unerwünschte Wirkungen

- Gastrointestinale Beschwerden (Übelkeit, Erbrechen, Bauchschmerzen)
- Lokale Gewebereaktion (Ausschlag, Nesselsucht, Ödembildung)
- Blutungen (GI-Blutungen, Nasenbluten, Zahnfleischbluten)
- Anaphylaxie

Handelsname: Cordarex®
Substanzklasse: Klasse-III-Antiarrhythmikum
→ Tab. 2.1

Tab. 2.1 Amiodaron

Indikation	Reanimation	Tachykardie
Dosierung Erwachsene	300 mg i. v. *(nach 3. Defib.)* 150 mg i. v. *(nach 5. Defib.)*	300 mg als KI über 20 min *in 5%iger Glukoselösung*
Dosierung Kinder (ab 3 Jahren)	5 mg/kg KG i. v. *(nach 3. und 5. Defib.)*	5 mg/kg KG i. v. als KI über 20 min *in 5%iger Glukoselösung*
Kontraindikation	Keine	• Hypotonie • QT-Verlängerungen • Hypokaliämie • Jodallergie, Schilddrüsenerkrankungen • Herzinsuffizienz/Kardiomyopathie • Einnahme von MAO-Hemmern • Überempfindlichkeit
Wirkeintritt **Wirkdauer**	2–5 min ~ 15 min (verbleibt mehrere Monate im Körper)	

2.1 Wirkung

Amiodaron **hemmt spannungssensitive Kaliumkanäle im Myokard,** wodurch es zu einem **verzögerten Kaliumausstrom während der Repolarisationsphase** des Aktionspotenzials kommt. Repolarisationsdauer und Refraktärzeit werden verlängert, Re-Entry-Mechanismen unterbunden. **Die Herzfrequenz sinkt,** und im Rahmen der Reanimation steigt die Chance auf eine **erfolgreiche Defibrillation mit Erreichen eines ROSC.**

2.2 Unerwünschte Wirkungen

- Sinusbradykardie, EKG-Veränderung (Torsade de Pointes, QT-Verlängerung)
- Hypotonie
- Übelkeit/Erbrechen
- Flush (Hautrötung)

Handelsname: Atropin | Atropinsulfat | Atropinum
Substanzklasse: Parasympatholytikum
→ Tab. 3.1

Tab. 3.1 Atropin

Indikation	Bradykardie	Alkylphosphat-Intoxikation
Dosierung Erwachsene	Initial 0,5 mg i.v. *(max. 3 mg)*	Initial 5 mg i.v. *(max. 100 mg)*
Dosierung Kinder	0,01 mg/kg KG i.v. *(zwei Wdh. nach 10 min)*	0,01 mg/kg KG i.v. *(Wdh. mit 0,1 mg/kg KG)*
Kontraindikation	**Im Notfall keine!** • Tachykardie • Engwinkelglaukom • Überempfindlichkeit	
CAVE	• Dosierung unter 0,5 mg führt zu paradoxen Reaktionen • Bei höhergradigen AV-Blöcken teilweise ohne Wirkung	
Wirkeintritt Wirkdauer	1–3 min ~ 2 h	

3.1 Wirkung

Atropin hemmt als Parasympatholytikum den Einfluss des Parasympathikus auf die Organfunktionen, und der Einfluss des Sympathikus steigt. Es **blockiert muskarinerge Rezeptoren des Parasympathikus** und **verdrängt als kompetitiver mCholin-Rezeptor-Antagonist Acetylcholin** von den Rezeptoren. Atropin entfaltet u.a. folgende Wirkungen: **Herzfrequenzsteigerung, beschleunigte Erregungsweiterleitung, Bronchodilatation, verminderte Schweiß- und Speichelbildung, Spasmolyse.**

3.2 Unerwünschte Wirkungen

- Tachykardie
- Mydriasis
- Akkommodationsstörungen
- Mundtrockenheit

Atropin
________ mg/ml

Handelsname: Buscopan®
Substanzklasse: Parasympatholytikum, Spasmolytikum
→ Tab. 4.1

Tab. 4.1 Butylscopolamin

Indikation	Kolikartige Schmerzen
Dosierung Erwachsene	20–40 mg i. v. *(max. 100 mg)*
Dosierung Kinder	0,3–0,6 mg/kg KG i. v. *(max. 1,5 mg/kg KG)*
Kontraindikation	• Ileus, Megakolon • Tachykardie, Tachyarrhythmie • Engwinkelglaukom • Myasthenia gravis • Überempfindlichkeit
Wirkeintritt **Wirkdauer**	2–5 min ~ 5 h

4.1 Wirkung

Butylscopolamin wirkt **anticholinerg und spasmolytisch** auf die **glatte Muskulatur des Verdauungs- und Urogenitaltrakts sowie der Gallenwege.** Die Wirkung beruht auf der Hemmung von Muskarinrezeptoren der glatten Muskulatur und der Hemmung der ganglionären Übertragung durch Acetylcholin.

HINWEIS

Laut aktueller Leitlinie kein Einsatz bei Harnleiterkoliken!

4.2 Unerwünschte Wirkungen

- Tachykardie und Hypotonie
- Akkommodationsstörungen
- Schwindel
- Mundtrockenheit

Handelsname: Tavegil®
Substanzklasse: Antihistaminikum, H1-Rezeptor-Antagonist
→ Tab. 5.1

Tab. 5.1 Clemastin

Indikation	Anaphylaxie
Dosierung Erwachsene	2 mg i. v.
Dosierung Kinder	0,03 mg/kg KG i. v.
Kontraindikation	• Überempfindlichkeit • Alter ≤ 1 Jahr
Wirkeintritt **Wirkdauer**	20–30 min ~ 12 h

5.1 Wirkung

Clemastin ist ein **kompetitiver Histamin-Antagonist am H1-Rezeptor** und kann erst in Kombination mit einem H2-Blocker die gesamte Wirkung des Histamins unterdrücken.
Clemastin wirkt **antiallergisch** und besitzt zudem eine **juckreizstillende, gefäßabdichtende und bronchodilatatorische Wirkung.** Wie nahezu alle H1-Antihistaminika wirkt es zentral dämpfend und kann zu Sedierungen führen.

5.2 Unerwünschte Wirkungen

- Sedierung, Somnolenz
- Mundtrockenheit
- Kopfschmerzen, Schwindel
- Bei Kindern: Erregungszustände

Handelsname: Valium®
Substanzklasse: Benzodiazepin, Sedativum
→ Tab. 6.1

Tab. 6.1 Diazepam

Indikation	Status epilepticus, Fieberkrampf
Dosierung Erwachsene	5–10 mg i. v. *(max. 30 mg)*
Dosierung Kinder	< 15 kg KG: 5 mg supp. > 15 kg KG: 10 mg supp. Alternativ: 0,2–0,5 mg/kg KG i. v. *(max. 20 mg)*
Kontraindikation	• Akute Intoxikation mit zentral dämpfenden Substanzen • Myasthenia gravis • Alter < 1 Mon. • Überempfindlichkeit
CAVE	Langsam i. v. verabreichen → Gefahr von Kreislaufdepressionen
Wirkeintritt **Wirkdauer**	1–3 min 24–48 h

6.1 Wirkung

Diazepam bindet an **GABA-Rezeptoren** und beeinflusst diese so, dass sie eine **erhöhte Affinität für den Neurotransmitter Gamma-Aminobuttersäure (GABA)** aufweisen.
GABA bindet folglich in höherem Maße an den Rezeptor und sorgt für eine **verstärkte sedierende, anxiolytische, antikonvulsive und muskelrelaxierende Wirkung.** Diazepam wirkt zudem hypnotisch und kann zu anterograden Amnesien führen.

6.2 Unerwünschte Wirkungen

- Paradoxe Reaktionen
- Vigilanzminderung (Müdigkeit, Benommenheit, anterograde Amnesie)
- Kopfschmerzen, Schwindel
- Atemdepression
- Blutdruckabfall bei schneller Injektion

Handelsname: Vomex®
Substanzklasse: Antiemetikum, H1-Rezeptor-Antagonist
→ Tab. 7.1

Tab. 7.1 Dimenhydrinat

Indikation	Übelkeit, Erbrechen
Dosierung Erwachsene	62 mg i. v.
Dosierung Kinder	1–2 mg/kg KG i. v.
Kontraindikation	• Akuter Asthmaanfall • Engwinkelglaukom • Krampfanfälle/Krampfleiden • Überempfindlichkeit
CAVE	Kann zu QT-Zeit-Veränderungen führen
Wirkeintritt **Wirkdauer**	3–5 min ~ 6 h

7.1 Wirkung

Dimenhydrinat **wirkt in der Area postrema** (Brechzentrum). Dort **blockiert es Histamin-Rezeptoren, welche Impulse zum Brechzentrum weiterleiten** und verhindert so Erbrechen und das Gefühl von Übelkeit.

Dimenhydrinat wirkt als H1-Rezeptor-Antagonist hauptsächlich **antiemetisch und anticholinerg.** Zusätzlich entfaltet es eine **geringe antiallergische und sedierende Wirkung.**

7.2 Unerwünschte Wirkungen

- Vigilanzminderung (Müdigkeit, Benommenheit, Schwindel)
- Tachykardie
- Mundtrockenheit
- Mydriasis, Sehstörungen
- Hautausschläge

Handelsname: Fenistil® | Histakut®
Substanzklasse: Antihistaminikum, H1-Rezeptor-Antagonist
→ Tab. 8.1

Tab. 8.1 Dimetinden

Indikation	Anaphylaxie
Dosierung Erwachsene	4 mg i. v.
Dosierung Kinder	0,1 mg/kg KG i. v.
Kontraindikation	• Überempfindlichkeit • Alter ≤ 1 Jahr (Histakut® ≤ 12 Jahre)
Wirkeintritt **Wirkdauer**	15–20 min ~ 12 h

8.1 Wirkung

Dimetinden ist ein **nicht kompetitiver Histamin-Antagonist am H1-Rezeptor** und kann erst in Kombination mit einem H2-Blocker die gesamte Wirkung des Histamins unterdrücken.
Dimetinden blockiert bereits mit Histamin besetzte H1-Rezeptoren und nimmt damit eine Sonderstellung unter den Antihistaminika ein, da diese sonst nur die noch nicht besetzten Rezeptoren blockieren.
Dimetinden **hebt die Wirkung von Histamin auf** und wirkt dadurch **antiallergisch.** Es überwindet die Blut-Hirn-Schranke, wirkt zentral dämpfend und kann zu Sedierungen führen.

8.2 Unerwünschte Wirkungen

- Sedierung, Somnolenz
- Mundtrockenheit
- Kopfschmerzen, Schwindel

Handelsname: Xomolix®
Substanzklasse: Antiemetikum, Neuroleptikum
→ Tab. 9.1

Tab. 9.1 Droperidol

Indikation	Übelkeit, Erbrechen
Dosierung Erwachsene	0,625–1,25 mg i. v.
Dosierung Kinder	10–50 µg/kg KG i. v. *(max. 1,25 mg)*
Kontraindikation	• Bradykardie • Morbus Parkinson • Schwere Depression • Long-QT-Syndrom • Nebennierentumor • Einnahme von Antiarrhythmika, Antihistaminika, Metoclopramid • Überempfindlichkeit
CAVE	Kann zu QT-Zeit-Veränderungen führen
Wirkeintritt **Wirkdauer**	2–3 min 2–4 h

9.1 Wirkung

Droperidol **hemmt D2-Rezeptoren** (Dopamin-Rezeptoren) **in der Area postrema** (Brechzentrum) und **verhindert somit das Erbrechen.**
Es besteht eine **schwache Wirkung an α1-Adrenorezeptoren,** aufgrund derer es bei der Applikation zu einem Blutdruckabfall kommen kann.

9.2 Unerwünschte Wirkungen

- Hypotonie, Tachykardie
- Schwindel, Benommenheit, Unruhe, Halluzinationen
- Extrapyramidale Symptome (Krämpfe, unwillkürliche Bewegungen, Zittern)
- Herzrhythmusstörungen (Arrhythmien, Long-QT-Syndrom)

Handelsname: Suprarenin® | Adrenalin
Substanzklasse: Sympathomimetikum, Katecholamin
→ Tab. 10.1

Tab. 10.1 Epinephrin

Indikation	Reanimation Asystolie/PEA	Reanimation Kammerflimmern/PVT	Anaphylaxie	Kindliche Atemnot
Dosierung Erwachsene	Schnellstmöglich 1 mg i. v./i. o.	Nach 3. Defib. 1 mg i. v./i. o.	0,6 mg i. m. 2–4 mg inhalativ	
Dosierung Kinder	Schnellstmöglich 0,01 mg/kg KG i. v./i. o.	Nach 3. Defib. 0,01 mg/kg KG i. v./i. o.	6–12 J.: 0,3 mg i. m. < 6 J: 0,15 mg i. m. 2–4 mg inhalativ	2–4 mg inhalativ
Kontraindikation	**Bei CPR keine**		Tachykarde Herzrhythmusstörungen	
Wirkeintritt **Wirkdauer**	~ 30 s 3 min			

10.1 Wirkung

Epinephrin **stimuliert die α-, β1- und β2-Rezeptoren,** wodurch es je nach Rezeptor zu unterschiedlichen Wirkungen kommt. Bei hoher Dosis überwiegt die Stimulation der α- und β1-Rezeptoren.

α-Rezeptoren: **Vasokonstriktion** und **Schleimhautabschwellung**
→ Erhöhung des peripheren Widerstands
→ Blutdruckanstieg
→ Reduzierung der Ödembildung

β1-Rezeptoren: **Stimulierung des Herzens**
→ Steigerung des Herzzeitvolumens
→ Blutdruckanstieg
→ Zunahme der koronaren und zerebralen Durchblutung
β2-Rezeptoren: **Erschlaffung der glatten Muskulatur** im ganzen Körper
→ Erweiterung der Bronchien
→ Stabilisierung der Mastzellen (Anaphylaxie)
→ Vasodilatation der peripheren Gefäße und damit Blutdruckabfall

10.2 Unerwünschte Wirkungen

- Herzrhythmusstörungen
- Tachykardie
- Zittern
- BZ-Anstieg
- Mydriasis

Handelsname: Ketanest S® | Spravato®
Substanzklasse: Anästhetikum, Hypnotikum
→ Tab. 11.1

Tab. 11.1 Esketamin

Indikation	Analgesie	Narkoseeinleitung
Dosierung Erwachsene	0,125–0,25 mg/kg KG i. v. 0,25–0,5 mg/kg KG i. m. 1,5–2,5 mg/kg KG i. n.	0,5–1 mg/kg KG i. v. *(max. 2,5 mg/kg KG i. v.)* 4–8 mg/kg KG i. m.
Dosierung Kinder	0,25 mg/kg KG i. v. 0,5 mg/kg KG i. m. 0,25–1 mg/kg KG i. n.	1–2 mg/kg KG i. v. 2–4 mg/kg KG i. m.
Kontraindikation	• Hypertonie > 180/110 mmHg • Stroke • Als alleiniges Anästhetikum bei akutem Koronarsyndrom • Überempfindlichkeit	
Wirkeintritt **Wirkdauer**	30–60 s 5–10 min	

11.1 Wirkung

Esketamin **blockiert vorrangig NMDA-Rezeptoren,** welche für die Gedächtnisfunktion sorgen und in die Schmerzinterpretation involviert sind. Es sorgt für eine **antiepileptische und neuroprotektive Wirkung.** Die **Herz-Kreislauf-Stimulation** erfolgt durch die Katecholaminfreisetzung, die gehemmte periphere Wiederaufnahme von Katecholaminen und die zentralsympathische Stimulation.
Esketamin besitzt eine **positiv kardiozirkulatorische Wirkung** und **senkt bei kontrollierter Beatmung den Hirndruck.**

11.2 Unerwünschte Wirkungen

- Halluzinationen, Albträume, Aufwachreaktionen
- Tonisch-klonische Kontraktionen
- Atemdepression, Hypertonie, Tachykardie
- Übelkeit, Erbrechen, Hypersalivation, Sehstörungen
- Hyperakusis
- Hirndrucksteigerung bei unzureichender Oxygenierung

Handelsname: Berotec®
Substanzklasse: β2-Sympathomimetikum
→ Tab. 12.1

Tab. 12.1 Fenoterol

Indikation	Asthma bronchiale, COPD, Anaphylaxie
Dosierung Erwachsene	1 Sprühstoß (à 0,1 mg) inhalativ *(max. 1 Wdh. nach 5 min)*
Kontraindikation	• Ausgeprägte Tachykardie • Bereits eingesetzte hohe Dosen anderer Bronchospasmolytika (z. B. Reproterol, Salbutamol) • Anstehende Geburt • Überempfindlichkeit
Wirkeintritt Wirkdauer	~ 30 s ~ 4 h

12.1 Wirkung

Fenoterol wirkt vorwiegend an den **β2-Rezeptoren der Lunge,** wo es zu einer Erschlaffung der glatten Muskulatur der Bronchien/Bronchiolen und somit zur **Bronchodilatation und Bronchospasmolyse** führt. Durch die Förderung der Bewegung des Flimmerepithels sorgt es für einen **leichteren Schleimauswurf.**
Bei hoher Dosierung kommt es zur Anregung der β2-Rezeptoren in der Gebärmutter und damit zu einer Wehenhemmung *(Tokolyse)*. Fenoterol stimuliert auch β1-Rezeptoren am Herzen, was zur Steigerung der Herzfrequenz führt.

12.2 Unerwünschte Wirkungen

- Unruhe, Zittern
- Tachykardie
- Tokolyse

Handelsname: Fentanyl
Substanzklasse: Opioid-Analgetikum
→ Tab. 13.1

Tab. 13.1 Fentanyl

Indikation	Analgesie	Narkose
Dosierung Erwachsene	Initial 50 µg i. v. *(max. 1,5 µg/kg KG i. v.)*	1–5 µg/kg KG i. v.
Dosierung Kinder	2 µg/kg KG i. n. *0,5–1 µg/kg KG i. v.*	1–5 µg/kg KG i. v.
Kontraindikation	• Krankheitszustände, bei denen eine Dämpfung des Atemzentrums vermieden werden muss • Überempfindlichkeit	
Wirkeintritt **Wirkdauer**	2–3 min ~ 30 min	

13.1 Wirkung

Fentanyl ist ein **Opioid-Analgetikum,** welches durch die **Stimulation zentraler Opioidrezeptoren** (vorwiegend μ-Rezeptoren) eine **analgetische und sedierende Wirkung** besitzt. Es wirkt ebenfalls gering an δ- und κ-Rezeptoren. Fentanyl führt zu einer geringen Herz-Kreislauf-Belastung, Patienten zeigen aber starke Atemdepressionen.
Fentanyl besitzt eine 100-fach stärkere analgetische Potenz als Morphin.

13.2 Unerwünschte Wirkungen

- Atemdepression, Sedierung
- Bradykardie, Hypotonie
- Miosis
- Thoraxrigidität
- Schwindel, Kopfschmerzen
- Übelkeit, Erbrechen

13 Fentanyl

fentaNYL
______ µg/ml

Handelsname: Anexate®
Substanzklasse: Antidot, GABA-Rezeptoren-Antagonist
→ Tab. 14.1

Tab. 14.1 Flumazenil

Indikation	Benzodiazepin-Intoxikation
Dosierung Erwachsene	Initial 0,2 mg i. v. *Wdh.: 0,1 mg/min (max. 1 mg)*
Dosierung Kinder	Initial 0,01 mg/kg KG i. v. *Wdh.: 0,01 mg/kg KG/min (max. 0,05 mg)*
Kontraindikation	• Überempfindlichkeit • Notwendige Benzodiazepin-Therapie
CAVE	Rebound-Effekt – kurze Halbwertszeit!
Wirkeintritt **Wirkdauer**	1–2 min ~ 1 h

14.1 Wirkung

Flumazenil **verdrängt als kompetitiver GABA-Rezeptoren-Antagonist die Benzodiazepine vom Rezeptor und hemmt deren Wirkung.** Dabei ist Flumazenil selbst ein Benzodiazepin, welches in der o. g. geringen Dosierung keine Wirkung zeigt.
Es ist für den Einsatz bei Wiederbelebungsmaßnahmen bei einer gesicherten Benzodiazepin-Intoxikation zugelassen.

14.2 Unerwünschte Wirkungen

- Übelkeit, Erbrechen
- ZNS-Störungen (Vigilanzminderung, Müdigkeit, Sprachstörungen)
- Kopfschmerzen, Schwindel
- Palpitationen, Hypotonie
- Allergische Reaktionen
- Entzugssymptomatik

Handelsname: Lasix®
Substanzklasse: Schleifendiuretikum
→ Tab. 15.1

Tab. 15.1 Furosemid

Indikation	Lungenödem, akute Herzinsuffizienz
Dosierung Erwachsene	20 mg i. v. *(max. 40 mg)*
Dosierung Kinder	0,5 mg/kg KG i. v. *(max. 1 mg/kg KG)*
Kontraindikation	• Exsikkose/Hypovolämie • Schwere Elektrolytstörungen • Nierenversagen mit Anurie • Überempfindlichkeit
CAVE	Langsam titriert geben, max. 4 mg/min
Wirkeintritt **Wirkdauer**	2–15 min ~ 2 h

15.1 Wirkung

Furosemid ist ein starkes, kurz und schnell wirkendes **Schleifendiuretikum**. Es wirkt im **aufsteigenden Teil der Henle-Schleife** und **blockiert dort den $Na^+/2Cl^-/K^+$-Ionen-Carrier** und damit die Rückresorption dieser Ionen. Durch die fehlende Rückresorption wird mehr Natrium ausgeschieden, welches durch den osmotischen Druck Wasser bindet. Hierdurch **steigt die Harnmenge an,** und es werden **vermehrt Elektrolyte und Wasser ausgeschieden.**

15.2 Unerwünschte Wirkungen

- Elektrolytstörungen (Hyponatriämie, Hypokaliämie)
- Hypovolämie
- Hypotonie mit Orthostase-Syndrom
- BZ-Anstieg

fUROsemid
______ mg/ml

Handelsname: Glukose
Substanzklasse: Kohlenhydrat
→ Tab. 16.1

Tab. 16.1 Glukose

Indikation	Hypoglykämie
Dosierung Erwachsene	8–16 i.v. *(bei laufender Infusion)*
Dosierung Kinder	0,2–1 g/kg KG i.v. *(bei laufender Infusion)*
Kontraindikation	Hyperglykämie
CAVE	• Zwingend Rücklaufprobe durchführen • Bei oraler Gabe besteht Aspirationsgefahr
Wirkeintritt **Wirkdauer**	2–4 min Kurz wirksam, BZ-Spiegel fällt schnell

16.1 Wirkung

Der Einsatz von Glukose bewirkt unabhängig von der Darreichungsform eine **Erhöhung der Blutglukosekonzentration** und stellt dem Körper somit ausreichend Zucker für die Aufrechterhaltung des Stoffwechsels bereit. Bei **intravenöser Gabe** wird die Glukose **direkt im Blut aufgenommen** und von dort verteilt, bei **oraler Gabe** wird die Glukose **über den Darm aufgenommen** und von dort in die Blutbahn abgegeben.

Da Glukose nur kurz wirkt, sollte der Patient ergänzend auch langsam wirksame Kohlenhydrate (Brot, Kräcker etc.) zu sich nehmen, um einem folgenden BZ-Abfall entgegenzuwirken.

16.2 Unerwünschte Wirkungen

- Venenreizung
- Nekrosen bei paravenöser Injektion

Handelsname: Nitrolingual® | Nitroglycerin
Substanzklasse: Antihypertonikum
→ Tab. 17.1

Tab. 17.1 Glyceroltrinitrat

Indikation	Akutes Koronarsyndrom (ACS)	Kardiales Lungenödem
Dosierung Erwachsene	0,4–0,8 mg s. l.	0,8–1,6 mg s. l.
Kontraindikation	• Rechtsherzinsuffizienz, Rechtsherzinfarkt • Kardiogener Schock, Hypotonie • Schlaganfall, erhöhter intrakranieller Druck • Einnahme von PDE-5-Hemmern vor 24–72 h • Überempfindlichkeit	
CAVE	• Vor der Gabe zwingend i. v. Zugang anlegen • Zwingender Ausschluss einer Rechtsherzbeteiligung	
Wirkeintritt **Wirkdauer**	~ 1 min 2–4 min	

17.1 Wirkung

Glyceroltrinitrat setzt über eine **enzymatische Reaktion Stickstoffmonoxid (NO) frei**, wodurch sich die **Produktion von cGMP erhöht.** cGMP führt zur **Relaxation der glatten Muskulatur** und **verbessert die Durchblutung des Myokards.** Es kommt vorrangig zu venösem Pooling und einer verringerten Vorlast, wobei auch die Nachlast sinkt. Da durch die verringerte Vorlast die Wandspannung der Ventrikel abnimmt, hat das **Myokard einen niedrigeren Sauerstoffbedarf.**

17.2 Unerwünschte Wirkungen

- Orthostatische Fehlregulationen
- Hypotonie
- Reflextachykardie
- Flush
- Übelkeit, Erbrechen

Handelsname: Liquemin®
Substanzklasse: Antikoagulanzium, Fibrinolytikum
→ Tab. 18.1

Tab. 18.1 Heparin

Indikation	Akutes Koronarsyndrom (ACS)	Lungenarterienembolie
Dosierung Erwachsene	5.000 IE i. v.	100 IE/kg KG i. v. *(RDE: 7.500–10.000 IE)*
Kontraindikation	• Akute Blutung, Verdacht auf Blutungsquelle • Erhöhte Blutungsneigung • Schwere Thrombozytopenie • Überempfindlichkeit	
CAVE	Gefahr von lebensbedrohlichen Blutungen in Kombination mit anderen Antikoagulanzien/Thrombozytenaggregationshemmern	
Wirkeintritt Wirkdauer	Sofort ~ 4 h	

18.1 Wirkung

Heparin **verhindert den endgültigen Wundverschluss** und **hemmt die sekundäre Hämostase.** Hierzu greift es unmittelbar in die Gerinnungskaskade ein. Es bildet mit verschiedenen Proteinen Komplexe, allen voran mit Antithrombin III (AT III), das eine etwa 700-fache Aktivitätssteigerung erfährt. Aktiviertes AT III hemmt Serinproteasen und damit die Gerinnungsfaktoren XIIa, XIa, Xa, VIIa, IIa (Thrombin). Durch diese Wirkung wird die plasmatische Gerinnung gehemmt. In hohen Dosen **inaktiviert Heparin überschüssig gebildetes Thrombin** und **verhindert die Umwandlung von Fibrinogen zu Fibrin.**

18.2 Unerwünschte Wirkungen

- Lokale Gewebereaktion an der Injektionsstelle
- Anaphylaktische Reaktion
- Heparininduzierte Thrombozytopenie (HIT)

Heparin ______ i.E./ml

Handelsname: Nurofen® Junior Fiebersaft | Nurofen® Junior Fieber- und Schmerzsaft
Substanzklasse: nicht steroidales Antirheumatikum (NSAR)
→ Tab. 19.1

Tab. 19.1 Ibuprofen

Indikation	Analgesie, Fieber
Dosierung Kinder	10 mg/kg KG p. o.
Kontraindikation	• Akute GI-Blutungen • Dehydration, Exsikkose • Schweres Leber- oder Nierenversagen • Schwere Herzinsuffizienz • Überempfindlichkeit gegen NSAR
Wirkeintritt **Wirkdauer**	15–30 min ~ 8 h

19.1 Wirkung

Ibuprofen wird im Rettungsdienst hauptsächlich als Saft **bei Kindern** angewandt. Für Erwachsene stehen andere, besser geeignete Medikamente zur Verfügung.

Ibuprofen zählt zu den nicht steroidalen Antirheumatika (NSAR). Es sorgt für eine **reversible Hemmung der Prostaglandinsynthese über die Cyclooxygenase 2** und entfaltet somit eine **analgetische, antiinflammatorische und antipyretische Wirkung.** Die Wirkung auf die Cyclooxygenase 1 ist gering, weshalb die Thrombozytenaggregation kaum gehemmt wird.

19.2 Unerwünschte Wirkungen

- Überempfindlichkeitsreaktionen (Hautausschläge, Juckreiz, Asthmaanfälle)
- Gastrointestinale Beschwerden (Übelkeit, GI-Blutungen, Diarrhö, Verstopfung)

Handelsname: Atrovent®
Substanzklasse: Anticholinergikum, Parasympatholytikum
→ Tab. 20.1

Tab. 20.1 Ipratropiumbromid

Indikation	Asthma bronchiale, COPD
Dosierung Erwachsene	0,25–0,5 mg inhalativ
Kontraindikation	Überempfindlichkeit
CAVE	• Erst β2-Mimetika und anschließend Ipratropiumbromid vernebeln • Vorsicht bei Patienten mit Engwinkelglaukom, Miktionsstörung, Darmobstruktion
Wirkeintritt **Wirkdauer**	~ 30 s ~ 4 h

20.1 Wirkung

Ipratropiumbromid ist ein Parasympatholytikum und wird auch als SAMA (Short Acting Muscarinic Antagonist) bezeichnet.
Es **wirkt antagonistisch an den muskarinischen Acetylcholinrezeptoren (mACh)** und führt zur **Bronchodilatation.** Zudem **fördert es den Abtransport von Schleim** aus den Bronchien.

20.2 Unerwünschte Wirkungen

- Kopfschmerzen, Schwindel
- Anticholinerge Symptome (Akkomodationsstörungen, Mydriasis, Harnverhalt, Verstopfung, trockene Haut)
- Tachykardie
- Anaphylaxie

Handelsname: Xylocain® | Licain®
Substanzklasse: Antiarrhythmikum, Lokalanästhetikum
→ Tab. 21.1

Tab. 21.1 Lidocain

Indikation	Reanimation	Tachykardie
Dosierung Erwachsene	100 mg i. v. *(nach 3. Defib.)* 50 mg i. v. *(nach 5. Defib.)*	100 mg i. v. *(1–1,5 mg/kg KG)*
Dosierung Kinder	1 mg/kg KG i. v. *(nach 3. und 5. Defib.)*	–
Kontraindikation	Keine	• Überempfindlichkeit • Hypotonie • Schock
Wirkeintritt **Wirkdauer**	~ 1 min 10–20 min	

21.1 Wirkung

Lidocain setzt die **Permeabilität der Neuronenmembran gegenüber Natriumionen herab.** Durch die verringerte Permeabilität nimmt die **Depolarisationsgeschwindigkeit ab,** die **Erregungsschwelle steigt** und die **Reizweiterleitung der Nervenzellen wird verlangsamt.**
Als **Antiarrhythmikum** wirkt es hauptsächlich auf das Myokard. Es **reduziert die elektrische Erregbarkeit des Herzmuskelgewebes,** die **Leitungsgeschwindigkeit** und die **Kontraktionskraft des Herzens.**

21.2 Unerwünschte Wirkungen

- Hypotonie, Hypertonie
- Bradykardie
- Zittern
- Erhöhte Krampfbereitschaft
- Vigilanzminderung
- Übelkeit, Erbrechen

Handelsname: Tavor®
Substanzklasse: Benzodiazepin, Sedativum
→ Tab. 22.1

Tab. 22.1 Lorazepam

Indikation	Status epilepticus	Erregungszustände
Dosierung Erwachsene	2–4 mg i.v. titriert *(0,05 mg/kg KG i.v. titriert)*	0,05 mg/kg KG i.v. titriert
Dosierung Kinder	0,05 mg/kg KG i.v. titriert	0,05 mg/kg KG i.v. titriert
Kontraindikation	• Alter < 1 Mon. • Überempfindlichkeit	
CAVE	Vor der i.v. Gabe ist eine 1:1-Verdünnung notwendig	
Wirkeintritt **Wirkdauer**	1–3 min 5–9 h	

22.1 Wirkung

Lorazepam **bindet an GABA-Rezeptoren** und beeinflusst diese dahingehend, dass sie eine **erhöhte Affinität für den Neurotransmitter Gamma-Aminobuttersäure (GABA) aufweisen.** GABA bindet folglich in höherem Maße an den Rezeptor und sorgt für eine **verstärkte sedierende, anxiolytische, antikonvulsive und muskelrelaxierende Wirkung.** Lorazepam wirkt zudem hypnotisch und kann zu anterograden Amnesien führen.

22.2 Unerwünschte Wirkungen

- Paradoxe Reaktionen
- Vigilanzminderung (Müdigkeit, Benommenheit, anterograde Amnesie)
- Kopfschmerzen, Schwindel
- Atemdepression

Handelsname: Novalgin® | Novaminsulfon-ratiopharm®
Substanzklasse: Analgetikum
→ Tab. 23.1

Tab. 23.1 Metamizol

Indikation	Kolikartige Schmerzen, Fieber
Dosierung Erwachsene	1 g i.v.
Dosierung Kinder	15 mg/kg KG i.v./i.m.
Dosierung 3.–12. Mon.	50–100 mg i.m.
Kontraindikation	• Hypotonie • Säuglinge < 3 Mon. oder < 5 kg KG • Schwangerschaft: 3. Trimenon • Überempfindlichkeit
Wirkeintritt **Wirkdauer**	2–5 min 3–4 h

23.1 Wirkung

Der genaue Wirkmechanismus von Metamizol ist noch nicht geklärt, man geht von folgenden Wirkweisen aus:

- **Analgetische Wirkung: Hemmung der zentralen Cyclooxygenasen,** dadurch verminderte Prostaglandinsynthese sowie Aktivierung von Neuronen der zentralen Schmerzhemmung
- **Spasmolytische Wirkung: Hemmung der intrazellulären Kalziumausschüttung** (Hemmung der Phospholipase C), wodurch die Muskelkontraktion nachlässt
- **Antipyretische Wirkung:** Zusammenhang mit **Hemmung der Prostaglandinsynthese**

23.2 Unerwünschte Wirkungen

- Hypotonie bei schneller Injektion
- Agranulozytose
- Anaphylaxie, lokale Gewebereaktion an der Injektionsstelle

Handelsname: Paspertin®
Substanzklasse: Antiemetikum, Dopaminrezeptor-Antagonist
→ Tab. 24.1

Tab. 24.1 Metoclopramid

Indikation	Übelkeit, Erbrechen
Dosierung Erwachsene	10 mg i.v.
Dosierung Kinder	0,1 mg/kg KG i.v.
Kontraindikation	• GI-Blutungen, mechanischer Ileus • Morbus Parkinson • Epilepsie, hohe Krampfbereitschaft • Kinder < 1 Jahr • Überempfindlichkeit
CAVE	Kann zu QT-Zeit-Veränderungen führen
Wirkeintritt **Wirkdauer**	5–10 min 2–4 h

24.1 Wirkung

Metoclopramid wirkt **antagonistisch an den zentralen Dopaminrezeptoren (D2) in der Area postrema** (Brechzentrum) und **hemmt dadurch das Auslösen von Erbrechen.**
Zudem wirkt es peripher agonistisch an Serotoninrezeptoren (5-HT4) und sorgt für eine erhöhte Motilität des Magens, was zu einer **schnelleren Magenentleerung** führt.

24.2 Unerwünschte Wirkungen

- Diarrhö
- Hypotonie
- Extrapyramidale Symptome (Krämpfe, unwillkürliche Bewegungen, Zittern)
- Herzrhythmusstörungen (Long-QT-Syndrom, Bradykardie)
- Sedierung, Vigilanzminderung

Handelsname: Beloc® | Lopresor®
Substanzklasse: β1-Rezeptorblocker, Antiarrhythmikum
→ Tab. 25.1

Tab. 25.1 Metoprolol

Indikation	Tachykarde Herzrhythmusstörungen
Dosierung Erwachsene	5 mg i. v. *Wdh. nach 5–10 min/max. 15 mg*
Kontraindikation	• Herzinsuffizienz • Hypotonie und Schock • Sick-Sinus-Syndrom • Asthma bronchiale • Überempfindlichkeit
CAVE	Keine Kombination mit Verapamil → akute Lebensgefahr!
Wirkeintritt **Wirkdauer**	2–5 min ~ 2 h

25.1 Wirkung

Metoprolol ist ein **selektiver β1-Rezeptorblocker** mit vorwiegend kardialer Wirkung. Durch die Blockade von β1-Rezeptoren wird der **Einfluss von Katecholaminen auf das Herz verringert.**
Metoprolol **reguliert die Herzfrequenz, vermindert das Herzminutenvolumen** und **senkt zeitverzögert den Blutdruck.**

25.2 Unerwünschte Wirkungen

- Müdigkeit, Schwindel, Kopfschmerzen
- Bradykardie, Hypotonie
- Gastrointestinale Beschwerden
- Kältegefühl in den Extremitäten
- Dyspnoe, Bronchospasmus
- Muskelkrämpfe

Handelsname: Dormicum®
Substanzklasse: Benzodiazepin, Sedativum
→ Tab. 26.1

Tab. 26.1 Midazolam

Indikation	Status epilepticus	Sedierung, Erregungszustände
Dosierung Erwachsene	< 50 kg KG: 1 mg/10 kg KG i. v. > 50 kg KG: 5 mg i. v.	< 60 J.: 2–2,5 mg i. v. *(max. 7,5 mg)* > 60 J.: 0,5–1 mg i. v. *(max. 3,5 mg)*
Dosierung Kinder	< 10 kg KG: 2,5 mg i. n. 10–20 kg KG: 5 mg i. n. > 20 kg KG: 10 mg i. n.	< 6 Mon.: 0,06 mg/kg KG i. v. > 6 Mon.: 0,2–0,5 mg/kg KG i. v.
Kontraindikation	• Schwere Ateminsuffizienz, akute Atemdepression • Überempfindlichkeit	
CAVE	Wirkverstärkung durch zentral dämpfende Substanzen und Alkohol	
Wirkeintritt Wirkdauer	1–2 min i. v./2–4 min i. n. ~ 45 min	

26.1 Wirkung

Midazolam bindet an **GABA-Rezeptoren** und beeinflusst diese dahingehend, dass sie eine **erhöhte Affinität für den Neurotransmitter Gamma-Aminobuttersäure (GABA)** aufweisen. GABA bindet folglich in höherem Maße an den Rezeptor und sorgt für eine **verstärkte sedierende, anxiolytische, antikonvulsive und muskelrelaxierende Wirkung.** Midazolam wirkt zudem hypnotisch und kann zu anterograden Amnesien führen.

26.2 Unerwünschte Wirkungen

- Paradoxe Reaktionen
- Vigilanzminderung (Müdigkeit, Benommenheit, anterograde Amnesie)
- Kopfschmerzen und Schwindel
- Hypotonie, Bradykardie
- Atemdepression

Handelsname: MSI® | Vendal®
Substanzklasse: Opioid-Analgetikum
→ Tab. 27.1

Tab. 27.1 Morphin

Indikation	Analgesie
Dosierung Erwachsene	2 mg i. v. → *Wdh. bis Wirkeintritt* *(0,05–0,1 mg/kg KG i. v.)*
Dosierung Kinder	25–50 µg/kg KG i. v. *(max. 100 µg/kg KG)*
Kontraindikation	• Koliken, Ileus • Atemdepression • Akute Pankreatitis • Überempfindlichkeit
Wirkeintritt **Wirkdauer**	3–5 min 4–6 h

27.1 Wirkung

Morphin ist ein **Opioid-Analgetikum,** welches durch die Stimulation zentraler Opioidrezeptoren (vorwiegend µ-Rezeptoren) **analgetisch und sedierend** wirkt. Es wirkt ebenfalls gering an δ- und κ-Rezeptoren. Im limbischen System bewirkt Morphin eine **verringerte Schmerzwahrnehmung.** Ergänzend **aktiviert es Schmerzhemmsysteme in der Medulla oblongata.**

Morphin sorgt für einen **geringeren Sauerstoffbedarf des Herzens** und sorgt für eine **10%ige Vor- und Nachlastsenkung.**

27.2 Unerwünschte Wirkungen

- Atemdepression, Bronchokonstriktion
- Übelkeit, Erbrechen
- Schwindel, Kopfschmerzen
- Hypotonie, Bradykardie
- Miosis

Handelsname: Nalpain® | Nubain®
Substanzklasse: Opioid-Analgetikum
→ Tab. 28.1

Tab. 28.1 Nalbuphin

Indikation	Analgesie
Dosierung Erwachsene	10–20 mg i. v./i.m *(0,1–0,3 mg/kg KG i. v./i. m.)*
Dosierung Kinder	0,1–0,2 mg/kg KG i. v./i. m.
Kontraindikation	• Überempfindlichkeit • Schwere Nierenschäden • Leberschäden • Gleichzeitige Behandlung mit μ-Agonisten (u. a. Morphin, Fentanyl)
CAVE	Kann zu intrakraniellem Druckanstieg führen
Wirkeintritt **Wirkdauer**	2–3 min i. v./~ 15 min i. m. 3–6 h

28.1 Wirkung

Nalbuphin entfaltet seine **analgetische Wirkung als Agonist am κ-Rezeptoren.** Als sogenannter Partialantagonist wirkt es am **μ-Rezeptor sowohl agonistisch (gering analgetisch) als auch antagonistisch (gering atemdepressiv).**

Nalbuphin erreicht eine ähnliche analgetische Potenz (0,5–1,2) wie Morphin und ist damit das stärkste zugelassene nicht BtM-pflichtige Opioid-Analgetikum.

28.2 Unerwünschte Wirkungen

- Sedierung
- Übelkeit, Erbrechen
- Schwindel, Kopfschmerzen
- Miosis

28 Nalbuphin

Nalbuphin
_________ mg/ml

Handelsname: Narcanti®
Substanzklasse: Antidot, Opioid-Antagonist
→ Tab. 29.1

Tab. 29.1 Naloxon

Indikation	Opiatintoxikation
Dosierung Erwachsene	0,4 mg i. v. 0,8 mg i. m. *Wdh. alle 2–3 min bis max. 10 mg*
Dosierung Kinder	0,01 mg/kg KG i. v. 0,01 mg/kg KG i. m. *Wdh. alle 3–5 min*
Kontraindikation	Überempfindlichkeit
CAVE	• Rebound-Effekt – kurze Halbwertszeit! • Fraktionierte Gabe, kein Bolus!
Wirkeintritt **Wirkdauer**	1–2 min ~ 30–45 min

29.1 Wirkung

Naloxon ist ein **kompetitiver Opioid-Antagonist** an den zentralen Opioid-Rezeptoren. Es **verdrängt andere Moleküle vom Rezeptor und blockiert deren Wirkung.**

In Abwesenheit von Opioiden oder anderer Opioid-Antagonisten zeigt Naloxon keine pharmakologische Eigenwirkung, sodass eine Gabe bei Verdacht auf eine Opiatintoxikation keine negativen Folgen hat, sollte sich der Verdacht nicht bestätigen.

Keine Bolusgabe, da Patienten sonst schnell aufklaren und aggressiv werden können.

29.2 Unerwünschte Wirkungen

- Hyper-, Hypotonie, Tachykardie
- Akutes Opiatentzugssyndrom
- Tremor, Zittern
- Übelkeit, Erbrechen
- Kopfschmerzen, Schwindel

Handelsname: Adalat®
Substanzklasse: Antihypertonikum, Kalzium-Antagonist
→ Tab. 30.1

Tab. 30.1 Nifedipin

Indikation	Hypertensiver Notfall
Dosierung Erwachsene	10 mg Tropfen oder Kapsel *(sofort zerbeißen und schlucken lassen)*
Kontraindikation	• Akutes Koronarsyndrom (ACS), instabile Angina pectoris • Hypotonie • Höhergradige Aortenstenosen • Einnahme von Rifampicin • Überempfindlichkeit
CAVE	• Blutdruck um max. 25 % senken • Bei Verdacht auf Stroke Blutdruck nicht unter 180/100 mmHg senken
Wirkeintritt Wirkdauer	3–5 min ~ 3–6 h

30.1 Wirkung

Nifedipin **hemmt als Kalzium-Antagonist die Kalziumkanäle der glatten Muskelzellen,** wodurch die intrazelluläre Kalziumkonzentration herabgesetzt wird. Hierdurch kommt es zu einer **Reduzierung des peripheren Gefäßwiderstands und einer anschließenden Blutdrucksenkung.**
Nifedipin wirkt vorwiegend auf die peripheren Gefäße und die Koronararterien. Es beeinflusst weder die Herzkraft noch die kardiale Erregungsbildung und -leitung.

30.2 Unerwünschte Wirkungen

- Schwindel, Kopfschmerzen, Müdigkeit
- Flush, periphere Ödeme
- Übelkeit, Verstopfung
- Palpitationen
- Rapide abfallender Blutdruck mit Reflextachykardie

Handelsname: Zofran®
Substanzklasse: Antiemetikum
→ Tab. 31.1

Tab. 31.1 Ondansetron

Indikation	Übelkeit, Erbrechen
Dosierung Erwachsene	4 mg i. v.
Dosierung Kinder	0,2 mg/kg KG i. v. *(max. 8 mg)*
Kontraindikation	• Long-QT-Syndrom • Überempfindlichkeit
CAVE	Kann zu QT-Zeit-Veränderungen führen
Wirkeintritt **Wirkdauer**	~ 5 min 2–4 h

31.1 Wirkung

Ondansetron ist ein **kompetitiver Serotonin-Rezeptoren-Antagonist (5-HT3-Rezeptor).** Der genaue Wirkmechanismus im Rahmen der Behandlung von Übelkeit und Erbrechen ist nicht geklärt.
Ondansetron **blockiert die Auslösung des Brechreflexes,** wirkt antagonistisch an peripheren und zentralen 5HT3-Rezeptoren und **verhindert somit Übelkeit und Erbrechen.**

31.2 Unerwünschte Wirkungen

- Kopfschmerzen
- Herz-Kreislauf-Beschwerden (QT-Zeit-Verlängerung, Brustschmerz, Arrhythmie)
- Wärmegefühl, Hitzewallungen, Flush
- Krampfanfälle

Handelsname: Ben-u-ron® | Perfalgan®
Substanzklasse: Analgetikum, Antipyretikum
→ Tab. 32.1

Tab. 32.1 Paracetamol

Indikation	Analgesie, Fieberkrampf, Fieber
Dosierung Erwachsene	Perfalgan®: 1 g i. v.
Dosierung Kinder	< 10 kg KG: 125 mg supp. 10–20 kg KG: 250 mg supp. > 20 kg KG: 500 mg supp.
Kontraindikation	• Überempfindlichkeit • Schwere Leberschäden
Wirkeintritt **Wirkdauer**	5–10 min 4–6 h

32.1 Wirkung

Paracetamol **hemmt die Prostaglandinsynthese über die Cyclooxygenase 2** und **wirkt analgetisch und antipyretisch.** Es hat keine Wirkung auf die Cyclooxygenase 1, weshalb die Thrombozytenaggregation nicht beeinflusst wird.
Paracetamol beeinflusst die **endogenen Pyrogene** (fiebererzeugende Stoffe des Körpers) **des Temperaturregulationszentrum** und wirkt somit **antipyretisch.** Es hat keine spasmolytische oder antikonvulsive Wirkung. Die positive Wirkung bei Fieberkrämpfen beruht auf der Antipyrese und der daraus resultierenden **erhöhten Krampfschwelle.**

32.2 Unerwünschte Wirkungen

- Lokale Gewebereaktion an der Injektionsstelle
- Allergische Reaktionen

Paracetamol
__________ mg/ml

Handelsname: Dipidolor®
Substanzklasse: Opioid-Analgetikum
→ Tab. 33.1

Tab. 33.1 Piritramid

Indikation	Analgesie
Dosierung Erwachsene	7,5–15 mg i. v. 15–30 mg i. m.
Dosierung Kinder	0,05–0,1 mg/kg KG i. v. 0,05–0,2 mg/kg KG i. m.
Kontraindikation	• Vigilanzminderung bis Koma • Atemantriebs- oder -funktionsstörung • Überempfindlichkeit
Wirkeintritt **Wirkdauer**	~ 5 min 5–8 h

33.1 Wirkung

Piritramid ist ein Opioid-Analgetikum, welches durch die **Stimulation zentraler Opioidrezeptoren** (μ-Rezeptoren) **analgetisch und sedierend wirkt.**

Piritramid besitzt eine geringere analgetische Potenz als Morphin (0,7).

33.2 Unerwünschte Wirkungen

- Tachykardie, Hypotonie
- Vigilanzminderung
- Schwindel, Kopfschmerzen
- Übelkeit, Erbrechen
- Atemdepression

Handelsname: Solu-Decortin® | Urbason® | Prednisolut®
Substanzklasse: Glukokortikoid
→ Tab. 34.1

Tab. 34.1 Prednisolon

Indikation	Obstruktive Atemnot	Anaphylaxie
Dosierung Erwachsene	50 mg i. v. *(Status asthmaticus: 100 mg i. v.)*	250 mg i. v. *(max. 1000 mg i. v.)*
Dosierung Kinder	50–100 mg supp. *2 mg/kg KG i. v.*	12 J.: 250 mg i. v. 6–12 J.: 100 mg i. v. < 6 J.: 50 mg i. v. 50–100 mg supp.
Kontraindikation	Überempfindlichkeit	
CAVE	Bei i. v. Gabe zwingend langsam applizieren (2–3 min)	
Wirkeintritt **Wirkdauer**	15–30 min Bis zu 36 h	

34.1 Wirkung

Prednisolon ist ein Glukokortikoid und **wirkt antiallergisch, entzündungshemmend, membranstabilisierend und antiödematös.** Zudem verstärkt es die Wirkung von β2-Sympathomimetika.

34.2 Unerwünschte Wirkungen

- Venenreizung, Flush bei schneller i. v. Gabe
- Ödembildung

Handelsname: Propofol
Substanzklasse: Hypnotikum, Anästhetikum
→ Tab. 35.1

Tab. 35.1 Propofol

Indikation	Narkose (RSI)
Dosierung Erwachsene	1,5–2,5 mg/kg KG i. v. titriert
Dosierung Kinder	2,5–4,5 mg/kg KG i. v. titriert *(max. 6 mg/kg KG)*
Kontraindikation	• Überempfindlichkeit • Soja- oder Erdnussallergie
Wirkeintritt **Wirkdauer**	~ 30 s 4–6 min

35.1 Wirkung

Der Wirkmechanismus von Propofol ist nicht vollständig geklärt. Vermutlich **aktiviert Propofol GABA-A-Rezeptoren,** wodurch es zu einem **erhöhten Einstrom von Chloridionen in die Nervenzellen** kommt. Es kommt zu einer **Hyperpolarisation,** und **das Entstehen von Aktionspotenzialen wird verhindert.** In der Folge wird die Kommunikation zwischen den verschiedenen Hirnarealen unterbunden.
Propofol ist nur kurz wirksam, weshalb es fortlaufend appliziert werden muss. Im Anschluss erwachen Patienten rasch zu klarem Bewusstsein, können aber Nebenwirkungen zeigen.

35.2 Unerwünschte Wirkungen

- Spontanbewegung, Zucken während Narkoseeinleitung
- Hyperventilation, Husten, Schluckauf während Narkoseeinleitung
- Hitzewallung
- Bradykardie, Hypotonie
- Lokale Schmerzen an der Einstichstelle
- Atemdepression
- Übelkeit, Erbrechen, Kopfschmerzen (beim Aufwachen)

Handelsname: Bronchospasmin®
Substanzklasse: β2-Sympathomimetikum
→ Tab. 36.1

Tab. 36.1 Reproterol

Indikation	Asthma bronchiale, COPD, Anaphylaxie
Dosierung Erwachsene	0,09 mg i. v. *(ggf. Wdh. nach 10–15 min)*
Dosierung Kinder	1,2 µg/kg KG (0,0012 mg/kg KG) i. v. *(Tipp: 1 Ampulle + 14 ml NaCl 0,9 % = 6 µg/ml pro 5 kg KG)*
Kontraindikation	• Schwere Hyperthyreose • Phäochromozytom (Nebennierenmarktumor) • Anstehende Geburt • Überempfindlichkeit
Wirkeintritt **Wirkdauer**	1–3 min ~ 4 h

36.1 Wirkung

Reproterol wirkt vorwiegend an den **β2-Rezeptoren der Lunge** und führt dort zu einer Erschlaffung der glatten Muskulatur der Bronchien/Bronchiolen und somit zur **Bronchodilatation und -spasmolyse.** Durch die Förderung der Bewegung des Flimmerepithels sorgt es für einen **leichteren Schleimauswurf**. Es **hemmt die Freisetzung von Entzündungsmediatoren** aus den Mastzellen (mastzellstabilisierende Wirkung).
Bei hoher Dosierung kommt es zur Anregung der β2-Rezeptoren in der Gebärmutter und damit zu einer Wehenhemmung *(Tokolyse)*.

36.2 Unerwünschte Wirkungen

- Kopfschmerzen, Unruhegefühl
- Herzklopfen
- Muskelkrämpfe, Tremor
- Tokolyse

Handelsname: Esmeron®
Substanzklasse: nicht depolarisierendes Muskelrelaxans
→ Tab. 37.1

Tab. 37.1 Rocuronium

Indikation	Narkose (RSI)
Dosierung Erwachsene	1 mg/kg KG i. v.
Dosierung Kinder	0,6 mg/kg KG i. v.
Kontraindikation	Überempfindlichkeit
CAVE	• Zügige Intubation nach Applikation • Antidot ist Sugammadex (Bridion®) oder ein Acetylcholinesterasehemmer
Wirkeintritt **Wirkdauer**	30–90 s 15 min *(nach 60–90 min kompletter Wirkverlust)*

37.1 Wirkung

Rocuroniumbromid ist ein **kompetitiver Antagonist am Nikotinrezeptor,** welcher **rezeptorgesteuerte Ionenkanäle an der postsynaptischen Membran blockiert.** Dadurch können **keine Signale zur motorischen Endplatte gelangen** und **Muskelkontraktionen bleiben aus**.
Im Rahmen der in der Notfallrettung üblichen Narkoseblitzeinleitung (RSI) wird Rocuronium zügig als Bolus appliziert und sorgt in Kombination mit Propofol nach ~ 60 s für optimale Intubationsbedingungen bei 93 % aller Patienten.

37.2 Unerwünschte Wirkungen

- Tachykardie
- Hypotonie
- Verlängerte neuromuskuläre Blockade

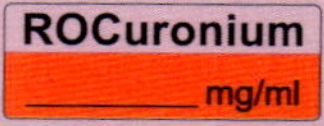

Handelsname: Sultanol®, SalbuHEXAL®
Substanzklasse: β2-Sympathomimetikum, SABA (Short Acting β2-Agonist)
→ Tab. 38.1

Tab. 38.1 Salbutamol

Indikation	Asthma bronchiale, COPD, Anaphylaxie
Dosierung Erwachsene	2,5–5 mg inhalativ 1 Sprühstoß des Dosieraerosols
Kontraindikation	• Ausgeprägte Tachykardie • Zuvor eingesetzte Dosen anderer Bronchospasmolytika • Anstehende Geburt • Überempfindlichkeit
CAVE	Höhere Dosierungen verstärken die kardialen Nebenwirkungen
Wirkeintritt Wirkdauer	1–3 min ~ 4 h

38.1 Wirkung

Salbutamol wirkt **agonistisch an den β2-Rezeptoren der Bronchialmuskulatur** und sorgt für eine **Bronchodilatation und Bronchospasmolyse.** Es **hemmt die Freisetzung von bronchokonstriktorischen Mediatoren** bei allergischen Reaktionen. Durch die Förderung der Bewegung des Flimmerepithels sorgt es für einen **leichteren Schleimauswurf.**
Bei hoher Dosierung kommt es zur Anregung der β2-Rezeptoren in der Gebärmutter und damit zu einer Wehenhemmung *(Tokolyse)*. Salbutamol stimuliert auch β1-Rezeptoren am Herzen, was zur Steigerung der Herzfrequenz führt.

38.2 Unerwünschte Wirkungen

- Unruhe, Zittern
- Tachykardie
- Tokolyse

Handelsname: Sufenta®
Substanzklasse: Opioid-Analgetikum
→ Tab. 39.1

Tab. 39.1 Sufentanil

Indikation	Analgesie	Narkose
Dosierung Erwachsene	Initial 5 µg i. v. *(max. 20 µg)*	0,5–2 µg/kg KG i. v. *(Einleitung über 2–10 min)*
Dosierung Kinder	–	0,1–1 µg/kg KG i. v. *(Einleitung über 2–10 min)*
Kontraindikation	• Krankheitszustände, bei denen eine Dämpfung des Atemzentrums vermieden werden muss • Überempfindlichkeit	
Wirkeintritt **Wirkdauer**	~ 3 min ~ 30 min	

39.1 Wirkung

Sufentanil ist ein **hochpotentes Opioid-Analgetikum** und **spezifischer µ-Agonist.** Durch die **Bindung an periphere und zentrale Opioid-Rezeptoren** (µ-Rezeptoren) kommt es zu einer **analgetischen und sedierenden Wirkung.** Sufentanil ist das stärkste in Deutschland zugelassene Analgetikum in der Humanmedizin. Es besitzt eine 500- bis 1.000-fach stärkere analgetische Potenz als Morphin und eine ca. 10-fach stärkere analgetische Potenz als Fentanyl.

39.2 Unerwünschte Wirkungen

- Atemdepression, Sedierung
- Tachykardie
- Miosis
- Schwindel, Kopfschmerzen
- Übelkeit, Erbrechen

Handelsname: Lysthenon®
Substanzklasse: depolarisierendes Muskelrelaxans
→ Tab. 40.1

Tab. 40.1 Suxamethonium

Indikation	Narkose (RSI)
Dosierung Erwachsene	1–1,5 mg/kg KG i. v. 2–3 mg/kg KG i. m.
Dosierung Kinder	1–2 mg/kg KG i. v. 2–3 mg/kg KG i. m.
Kontraindikation	• Schwere Verbrennungen, Sepsis • Hyperkaliämie • Verletzungen oberer Nervenbahnen • Denervierung der Skelettmuskulatur • Maligne Hyperthermie • Unverträglichkeit
Wirkeintritt **Wirkdauer**	40–60 s 3–8 min

40.1 Wirkung

Suxamethonium wirkt als **depolarisierendes Muskelrelaxans** im **synaptischen Spalt.** Dort **besetzt es die Cholinrezeptoren an der motorischen Endplatte** und **sorgt für eine einmalige Depolarisation.** Im Anschluss an die initiale Depolarisation wird eine Repolarisation durch das **dauerhafte Besetzen der Rezeptoren verhindert.**

40.2 Unerwünschte Wirkungen

- Arrhythmien (insbesondere Bradykardie)
- Faszikulationen
- Milde allergische Reaktionen (u. a. Nesselsucht)
- Erhöhung des Augeninnendrucks
- Hyper- oder Hypotonie
- Hypersalivation
- Bronchospasmus
- Maligne Hyperthermie

Handelsname: Cyklokapron®
Substanzklasse: Antifibrinolytikum
→ Tab. 41.1

Tab. 41.1 Tranexamsäure

Indikation	Lebensbedrohliche Blutungen
Dosierung Erwachsene	1 g i. v. als KI über 10 min *(in 100 ml NaCl 0,9 %)*
Kontraindikation	• Akute venöse/arterielle Thrombose • Schwere Nierenfunktionsstörung
CAVE	• Frühzeitige Gabe, nur innerhalb von 3 h nach Trauma • Zwingend als KI geben
Wirkeintritt **Wirkdauer**	Sofort 5–8 h

41.1 Wirkung

Tranexamsäure **hemmt die fibrinolytischen Eigenschaften von Plasmin.** Hierzu bildet Tranexamsäure einen Komplex mit Plasminogen und hemmt dessen Aktivierung zu Plasmin. Folglich wird der Beginn der **Fibrinolyse „verhindert" bzw. verlangsamt.**
Die im Rahmen der Gerinnung gebildeten **Fibrinnetze werden nicht aufgelöst,** und die **bestehende körpereigene Blutungsstillung wird weiter aufrechterhalten**.

41.2 Unerwünschte Wirkungen

- Übelkeit, Erbrechen
- Farbsehstörung
- Hypotonie
- Erhöhtes Thromboserisiko

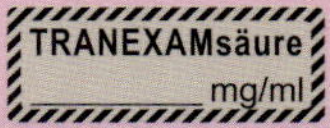

Handelsname: Ebrantil®
Substanzklasse: Antihypertonikum
→ Tab. 42.1

Tab. 42.1 Urapidil

Indikation	Hypertensiver Notfall, Schlaganfall
Dosierung Erwachsene	Titrierte Gabe von 10 mg i.v. *(max. 50 mg)*
Kontraindikation	• Aortenisthmusstenose • Arteriovenöser Shunt (außer Dialyse-Shunt) • Überempfindlichkeit
CAVE	• Blutdruck um max. 25 % senken • Bei Verdacht auf Stroke Blutdruck nicht unter 180/100 mmHg senken
Wirkeintritt **Wirkdauer**	2–5 min ~ 30 min

42.1 Wirkung

Urapidil wirkt **antagonistisch an α1-Adrenorezeptoren.** Durch die Blockade der Rezeptoren kommt es zu einer **Reduzierung des peripheren Gefäßwiderstands** und einer anschließenden **Blutdrucksenkung.**
Urapidil **beeinflusst die Aktivitäten des Kreislaufregulationszentums,** wodurch der Sympathikotonus gehemmt wird. Hierdurch wird eine reflektorische Sympathikussteigerung *(Reflextachykardie*) und eine damit einhergehende Blutdruckerhöhung unterbunden.

42.2 Unerwünschte Wirkungen

- Schwindel, Kopfschmerzen, Müdigkeit
- Übelkeit, Erbrechen
- Pektanginöse Beschwerden
- Atembeschwerden

42 Urapidil

Urapidil
________ mg/ml

Kapitelübersicht

~	ungefähr
ACS	Acute Coronary Syndrome (akutes Koronarsyndrom)
AT	Antithrombin
BZ	Blutzucker
cGMP	Cyclic Guanosine Monophosphate (zyklisches Guanosinmonophosphat)
COPD	Chronic Obstructive Pulmonary Disease (chronisch-obstruktive Lungenerkrankung)
CPR	kardiopulmonale Reanimation
Defib.	Defibrillation
GABA	Gamma-Aminobutyric Acid (Gamma-Aminobuttersäure)
GI	gastrointestinal
h	Hora (Stunde)
HF	Herzfrequenz
HIT	heparininduzierte Thrombozytopenie
ICP	Intracranial Pressure (intrakranieller Druck)
i.m.	intramuskulär
i.n.	intranasal
i.o.	intraossär
i.v.	intravenös
J.	Jahr
KG	Körpergewicht
KI	Kurzinfusion
mACh	muskarinische Acetylcholinrezeptoren
MAO	Monoaminoxidase
min	Minute
Mon.	Monat
NO	Stickstoffmonoxid
NSAR	nicht steroidales Antirheumatikum
PEA	pulslose elektrische Aktivität
PVT	pulslose ventrikuläre Tachykardie
RDE	Richtdosis Erwachsene
ROSC	Return of Spontaneous Circulation (Rückkehr des Spontankreislaufs)
RSI	Rapid Sequence Induction (Blitzeinleitung)
s	Sekunde
SABA	Short Acting β2 Agonist (kurz wirksamer β2-Agonist)
SAMA	Short Acting Muscarinic Antagonist (kurz wirksamer Muskarinantagonist)
s.l.	sublingual
supp.	Suppositorium
Wdh.	Wiederholung
ZNS	zentrales Nervensystem

Abkürzungen